AF332171

LES EAUX D'AULUS

AU POINT DE VUE DE LEUR ACTION

SUR LES

PRINCIPES NORMAUX DE L'URINE

ET SPÉCIALEMENT

SUR L'URÉE ET L'ACIDE URIQUE

PAR

LE Dr ALRIQ

Médecin consultant à Aulus.

(EXTRAIT DES *Annales de la Société d'hydrologie médicale de Paris*, TOME XXVIII.)

PARIS

A. PARENT, IMPRIMEUR DE LA FACULTÉ DE MÉDECINE

A. DAVY, successeur

52, RUE MADAME ET RUE MONSIEUR-LE-PRINCE, 14

1883

LES EAUX D'AULUS

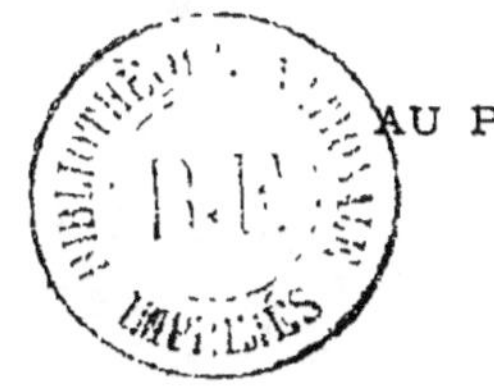

AU POINT DE VUE DE LEUR ACTION

SUR LES

PRINCIPES NORMAUX DE L'URINE

ET SPÉCIALEMENT

SUR L'URÉE ET L'ACIDE URIQUE

PAR

LE Dr ALRIQ

Médecin consultant à Aulus.

(EXTRAIT DES *Annales de la Société d'hydrologie médicale de Paris*, TOME XXVIII.)

PARIS

A. PARENT, IMPRIMEUR DE LA FACULTÉ DE MÉDECINE

A. DAVY, successeur

52, RUE MADAME ET RUE MONSIEUR-LE-PRINCE, 14

1883

LES EAUX D'AULUS

AU POINT DE VUE DE LEUR ACTION

SUR LES

PRINCIPES NORMAUX DE L'URINE

ET SPÉCIALEMENT

SUR L'URÉE ET L'ACIDE URIQUE.

L'urologie, cette branche de la médecine si négligée jusqu'à ces derniers temps, faute de moyens d'investigation suffisants, voit tous les jours son domaine s'étendre, son importance s'accroître, et, hâtons-nous de le dire, cette importance est parfaitement justifiée par les nombreux services qu'elle rend à la physiologie comme à la thérapeutique ; mais, comme l'a très bien fait ressortir mon savant collègue, le docteur Byasson (1), c'est surtout en hydrologie que l'examen analytique des urines est destiné à être particulièrement utile.

(1) *Société d'hydrologie*, séance du 29 novembre 1881.

Cet examen, qu'on a presque exclusivement borné jusqu'ici à la recherche de certains principes anormaux de l'urine (glycose, albumine, bile, etc...), sera, nous en sommes persuadé, bien autrement fructueux le jour où on l'appliquera, sur une large échelle, à la constatation, à l'étude des variations subies par les principes normaux de l'urine des malades, sous l'influence des diverses eaux minérales.

En ce qui concerne les eaux sulfureuses, des recherches de ce genre ont été faites par le docteur Armieux à Barèges, par le docteur Byasson et son frère, médecin consultant à Cauterets, et par le docteur Andral à Eaux-Bonnes.

En ce qui concerne les chlorurées sodiques, Garrod cite, dans son ouvrage *sur la goutte*, les observations du Dr Braun, d'après lesquelles les eaux de Wiesbaladen augmenteraient l'excrétion de l'urée et de l'acide urique. Mais je ne crois pas que des travaux analogues au mien aient été faits pour les eaux sulfatées calciques.

Quoique depuis longtemps pénétré de l'extrême importance de ces recherches, j'hésitais cependant à les entreprendre (mes occupations professionnelles ne me le permettaient guère, et puis je me méfiais de mon inexpérience en fait de manipulations chimiques), lorsque, sur ma demande, la Société générale des Eaux d'Aulus voulut bien mettre à ma disposition un collaborateur. M. Verne, interne en pharmacie et lauréat des hôpitaux de Paris, a passé à Aulus toute la saison d'été de 1882, et ce sont ses analyses que je vais mettre sous vos yeux, non sans rendre auparavant un hommage mérité à l'activité et à l'intelligence de mon jeune et distingué collaborateur

OBSERVATION I.

M. X..., 47 ans, taille élevée, plutôt maigre que gras, poids, 82 kilogr., arthritique (rhumatisme musculaire alternant avec de

DATES.	Urines des 24 heures.	Densité.	Urée totale.	Acide urique total.	Quantité d'eau absorbée.	REMARQUES.
17 juin.	1900	1012	24.33	0.69	0 verre.	Source Bacque.
22 —	2625	1011	29.92	0.88	2 —	Couleur jaune, odeur forte, réac-
23 —	2250	1011	29.46	0.89	3 —	tion acide; ni su-
24 —	2300	1 11	29.13	0.89	4 —	cre, ni albumine.
25 —	3200	1010	28.67	0.99	5 —	—
26 —	3500	1009	30.14	1.09	6 —	
27 —	0	0	0	0	0	A Aulus, 6 ver- res d'eau équiva-
28 —	2300	1010	29.46	0.90	4 verres.	lent à un litre
29 —	2100	1011	22.86	0.67	2 —	d'eau.
30 —	1550	1014	22.83	0.66	0	—
1er juillet	1425	1016	20.99	0.64	0	Effet laxatif très
4 —	1200	1019	24.58	0.43	0	peu marqué.
5 —	3100	1009	26.81	0.97	5 verres.	—
6 —	1950	1015	24.97	0.84	1 —	
7 —	2200	1011	26.08	1.09	4 —	N'a pas pris de bain minéral pen-
8 —	1400	1017	36.90	0.56	0	dant la cure.
9 —	1550	1015	25.80	0.54	0	—
10 —	2250	1012	28.82	0.62	3 verres.	
Fin de la cure.						Diminution de poids : 500 gr.
12 août.	1800	1017	22.68	0.51	0 verre.	

la dyspepsie flatulente atonique et de la constipation). Urines habituellement très claires, sans dépôt de sables rouges ou d'urates. Ne peut supporter les diverses eaux minérales qu'une semaine au plus, et à de petites doses. Arrivé à Aulus le 7 juin 1882, bien portant, ne commence à boire que le 22 juin, comme l'indique le tableau suivant. (*Voir page précédente.*)

Dans cette analyse, comme dans les suivantes, le dosage de l'urée a été fait à l'aide du procédé de Regnard.

En additionnant les chiffres qui représentent la quantité d'urine journellement excrétée et en divisant par le chiffre 11, qui représente le nombre de jours de traitement, on trouve que la moyenne de l'urée des vingt-quatre heures est de 27 gr. 83. Cette moyenne en dehors du traitement étant de 23,92, nous avons, pendant la cure, une augmentation quotidienne de 4 gr. environ. La moyenne de l'acide urique pendant la cure est de 0,90; en dehors du traitement, 0,57. Augmentation, 0,33 centigr.

Dans cette observation, l'augmentation des produits de combustion ne se maintient pas pendant les jours où l'on interrompt l'usage de l'eau minérale, ce qui pourrait faire croire que l'action de cette dernière est superficielle et fugace. Mais on voudra bien remarquer que le traitement a été trop court, trop interrompu, et la dose de l'eau trop insuffisante pour qu'on pût raisonnablement compter sur des résultats durables. Les analyses suivantes seront à cet égard plus explicites.

OBSERVATION II.

Mme P..., 41 ans, douée d'un embonpoint assez marqué, poids du corps, 69 kilogr., père arthritique, a eu assez fréquem-

ment du rhumatisme musculaire et voit presque tous les jours
dans son vase des sables rouges ou dépôts d'urates ; sauf cela,

DATES.	Urines des 24 heures.	Densité.	Urée totale.	Acide urique total.	Quantité d'eau absorbée.	REMARQUES.
19 juin.	1350	1020	20.72	0.94	0 verre.	
20 —	—	—	—	—	—	Résultat identique.
21 —	2800	1008	22.54	0.99	4 verres.	—
22 —	2300	1010	23.46	1.10	5 —	Source Bacque.
23 —	2500	1009	24.00	1.12	6 —	—
24 —	3200	1009	23.54	1.20	7 —	Réaction acide.
25 —	3200	1008	24 50	1.20	8 —	—
26 —	2150	1012	27.54	1.44	7 —	Ni sucre, ni albumine.
28 —	3050	1010	27.32	1.20	8 —	
29 —	2750	1009	28.12	1.25	8 —	—
30 juin et jours suivants : époque menstruelle.						Effet purgatif constant et très marqué.
4 juillet	2100	1013	29.59	1.69	7 verres.	—
5 —	3000	1011	30.74	1.69	7 —	Bain minéral tous les deux jours.
6 —	2500	1010	32.02	1 41	9 —	—
7 —	2700	1009	27.66	1.48	9 —	
8 —	2500	1012	28.08	0.97	8 —	Diminution de poids : 1500 gr.
9 —	1350	1020	24.20	0.64	0 —	
10 —	2800	1010	28.09	0.96	9 —	
11 —	2750	1010	28.54	0.57	9 —	
12 —	2400	1012	29.47	0.53	8 —	
14 —	2500	1015	26.40	0.49	8 —	
15 —	1900	1012	22.53	0.36	6 —	
1er août.	1350	1028	24.71	0.47	0 —	

bonne santé habituelle. Arrivée à Aulus, le 7 juin 1882, en par-
faite santé, elle fait faire l'analyse de ses urines le 19 et le 20 juin,
avant d'avoir bu un seul verre d'eau minérale, et commence sa
cure le 12.

D'après ce tableau, la moyenne de l'urée qui était,
avant la cure, de 20 gr. 72, s'élève pendant le traitement
hydro-minéral à 26,57. Celle de l'acide urique, qui était
normalement de 0,94, arrive à 1 gr. 65. Ce dernier chiffre
serait encore plus élevé si l'on avait pu recueillir tous
les sables ou dépôts qui sont restés adhérents au vase.
En effet, pendant les douze premiers jours de la cure,
les urines de Mme P... ont contenu journellement une
grande quantité de sables qui, d'abord d'un rouge vif,
sont devenus plus tard jaunâtres et ont finalement disparu le 8 juillet, jour où l'analyse a démontré que l'acide
urique était revenu à son chiffre normal; les jours suivants on le voit diminuer progressivement jusqu'à 0,36.
Quinze jours après la cure une dernière analyse nous
montre 24,71 d'urée, et 0,47 d'acide urique, ce qui nous
prouve que l'activité imprimée par l'eau minérale aux
actes de la nutrition ne s'est pas ralentie et que les oxy-
dations des substances azotées sont complètes. Depuis
cette époque, l'émission des sables uriques est bien
moins fréquente, et on ne les constate guère en quantité appréciable que vers les époques menstruelles.

OBSERVATION III.

M. C..., 25 ans, taille moyenne, maigre, sec, nerveux, un peu
anémique, poids du corps, 62 kilogr., ascendants arthritiques,
éprouve souvent des douleurs gastralgiques, avec pesanteur,
ballonnement, aigreur, pyrosis. Voit assez fréquemment dans
ses urines des sables ou des dépôts uriques.

DATES.	Urines des 24 heures.	Densité.	Urée totale.	Acide urique total.	Quantité d'eau absorbée.	REMARQUES.
16 juin.	875	1029	25.21	0.81	0 verre.	Source Bacque.
21 —	1000	1025	23.05	0.80	2 —	—
22 —	1100	1027	23.69	0.83	2 —	Réaction acide : ni sucre, ni albumine.
24 —	1625	1019	29.72	1.72	4 —	
26 —	2000	1012	25.62	1.10	5 —	—
27 —	1950	1012	27.83	1.19	6 —	Dîner en ville, champagne.
28 —	2150	1009	29.62	1.38	7 —	
29 —	2080	1013	30.95	1.68	8 —	
30 —	3275	1007	31.44	1.82	10 —	
1er juillet.	2950	1008	31.68	1.71	10 —	
2 —	3100	1007	31.57	1.78	10 —	
3 —	2700	1009	31.17	1.83	10 —	
4 —	2200	1010	32.40	1.54	10 —	
5 —	2950	1010	30.23	1.28	10 —	
6 —	2900	1008	29.46	1.29	12 —	
7 —	3100	1008	29.78	0.94	12 —	
8 —	3050	1007	29.28	0.83	12 —	
9 —	2550	1008	29.47	0.62	10 —	
10 —	2600	1009	28.91	0.57	10 —	
11 —	2860	1008	27.56	0.56	8 —	
12 —	2800	1008	28.54	0.46	8 —	
13 —	1900	1009	26.42	0.39	6 —	

L'urée totale des vingt-quatre heures avant la cure est de 25 gr. 21, chiffre trop élevé si l'on considère que cette première analyse a été faite après un voyage long et fatigant. Les quantités des jours suivants me paraissent se rapprocher davantage de la normale : malgré cela, la moyenne, pendant le traitement, s'élève à 29 grammes environ. Augmentation : 3 gr. 76 ; pour l'acide urique, la moyenne est, pendant la cure, de 1 gr. 53. Augmentation : 0 gr. 76,50.

Malheureusement, le dosage des principes en question n'a pu être fait un certain temps après la cure, de sorte que l'on ne peut prouver par voie expérimentale que les résultats constatés ont été durables. Si nous consultons la clinique, elle nous répond que le poids du corps a augmenté, que M. C..., vers la fin de sa cure, est plus alerte et plus vigoureux. Les troubles digestifs ont disparu vers le milieu du traitement et n'ont pas reparu depuis. Actuellement la santé générale est excellente.

OBSERVATION IV.

M. A..., 58 ans, court et replet, s'affaiblit progressivement depuis trois ou quatre ans, et depuis cette époque a des digestions laborieuses avec pesanteur, ballonnement, flatuosités, vertiges considérables après le repas, troubles de la vue, diminution des facultés intellectuelles, de la mémoire surtout, a eu autrefois un léger catarrhe de vessie, un flux hémorrhoïdal qui s'est supprimé ; il y a six ans, plus récemment, de la polyurie et une congestion cérébrale légère qui n'a pas eu de suites. Douleurs rhumatoïdes assez fréquentes, embonpoint un peu diminué. Arrivé à Aulus, le 27 juin 1882. (*Voir le tableau, page suivante.*)

Ce tableau analytique, outre qu'il confirme une fois de plus l'action dénutritive des Eaux d'Aulus, offre un intérêt spécial, en ce sens qu'il accentue nettement leur action reconstituante. Voilà un malade qui m'a été adressé par un praticien distingué avec le diagnostic : *pléthore aqueuse.* Pour moi, la polyurie, les troubles de la vue, les vertiges, les douleurs rhumatoïdes, la faiblesse générale m'ont paru autant de signes d'une dénutrition que j'ai rattachés, après l'analyse des urines, à une *phosphaturie* ou *diabète phosphatique* développé sur un terrain arthritique et, peut-être, symptomatique d'une affection latente du centre nerveux.

DATÉS.	Quantité d'urine dosée par le malade.	Densité.	Urée totale.	Acide urique total.	Aciae phospho-rique total.	Quantité d'eau absorbée.	REMARQUES.
28 juin.	2000	1028	29.82	0.72	7.50	0 verre	Source Bacque.
29 —	2500	1023	32.02	0.84	7.48	2 —	—
30 —	2800	1020	35.86	0.96	7.48	5 —	Urine acide.
1er juillet.	2900	1021	35.89	1.12	7.24	6 —	—
2 —	2750	1020	36.43	1.27	7.32	8 —	Ni sucre, ni albumine.
3 —	2300	1018	34.53	1.32	6.72	8 —	—
4 —	2600	1013	33.45	1.37	5.31	8 —	Pas de sucre.
5 —	2250	1012	32.70	1.28	3.15	8 —	—
6 —	2970	1008	30.70	1.12	3.07	8 —	Action purgative constante.
7 —	2600	1009	30.54	0.98	2.97	7 —	
8 —	»	»	»	»	»	6 —	—
9 —	»	»	»	»	»	5 —.	Sueurs nocturnes assez abondantes.
10 —	2700	1009	29.73	0.85	2.97	4 —	
12 —	2700	1008	28.73	0.83	2.70	4 —	

Sous l'influence de l'eau de la Source Bacque, nous voyons que pendant que l'urée et l'acide urique augmentent considérablement, la densité de l'urine et les phosphates en excès diminuent progressivement pour revenir vers la fin de la cure au type normal. Les divers symptômes morbides suivent parallèlement la même marche décroissante : les hémorrhoïdes fluent, les diges-

tions se régularisent, les troubles de la vue et les vertiges s'atténuent, et, à la fin de la cure (15 juillet), le
remontement général de l'organisme s'accuse par une
réelle augmentation des forces.

Si nous jetons maintenant un coup d'œil d'ensemble
sur les 4 tableaux analytiques précédents, nous y voyons
que, chez tous les sujets en observation, l'eau minérale
d'Aulus a eu pour effet d'augmenter la quantité des
urines. En effet, le total des urines des vingt-quatre
heures dépasse très souvent de 2 ou 300 grammes,
quelquefois de 500 ou 600 grammes, le total des liquides
ingérés. S'il y a des jours où ce total est égal ou inférieur,
il faut l'attribuer, selon notre remarque, à l'action pur-
gative de l'eau, plus prononcée ces jours-là, ou à des
sueurs abondantes.

Dans ces quatre observations il y a eu, pendant le
traitement, une augmentation graduelle de l'urée et de
l'acide urique, généralement, mais pas toujours en rap-
port direct avec la quantité d'eau ingérée, encore moins
avec la quantité d'urine émise. Ce fait est contraire à
l'opinion générale, en particulier à celle d'Yvon, qui
pense « que l'ingestion d'une grande quantité de bois-
« son, en augmentant le volume de l'urine, augmente
« aussi la proportion d'urée éliminée » (1).

Rabuteau est d'un avis diamétralement opposé :
« L'eau », dit-il, « n'a pas la propriété de favoriser la
« production de l'urée, elle n'a pas, en un mot, la pro-
« priété d'activer la nutrition : tel sujet qui suit un ré-
« gime identique quant aux aliments solides, et prend
« la même quantité de vin avec ou sans beaucoup d'eau,
« n'élimine ni plus ni moins d'urée lorsqu'il rend en un

(1) Yvon. *Manuel clinique de l'analyse des urines*, p. 74.

« jour 700 à 800 grammes ou 1,500 à 1,600 grammes
« d'urine » (1).

Ce qui se passe à Aulus vient à l'appui de cette dernière opinion. En effet, il est facile de voir dans les
analyses précédentes que, certains jours où la dose d'eau
minérale avait été diminuée, l'urée était plus abondante
que d'autres jours où l'eau minérale avait été ingérée en
quantité plus considérable.

L'augmentation de ces résidus des combustions organiques tiendrait-elle à l'altitude, à l'ozone contenu dans
l'air des montagnes ? Nous ne le croyons pas, car les
sujets en expérience subissaient déjà depuis quelques
jours cette influence lorsqu'ils ont commencé à boire.

Ce résultat serait-il la conséquence d'une alimentation plus abondante, d'un régime plus azoté ? Cet argument serait fondé pour un assez grand nombre de baigneurs qui, prenant leurs repas à table d'hôte, se laissent
tenter par la variété des plats et ne savent pas résister à
leur appétit surexcité par les Eaux. Mais, dans l'espèce,
il n'a pas de valeur : les sujets de nos analyses mangeaient modérément et n'avaient en aucune façon modifié leur régime alimentaire, qui consistait en viande et
légumes.

Les observations qui vont suivre sont loin d'être
aussi probantes que les quatre premières ; elles ont
trait à des baigneurs qui, pressés de rentrer chez eux,
étaient impatients de commencer leur traitement et se
prêtaient difficilement à l'obligation de nous fournir une
certaine quantité d'urine au début et à la fin de leur
cure. Tous mes confrères en hydrologie savent combien
il est difficile, pour ne pas dire impossible, de se pro

(1) Rabuteau. *Éléments d'urologie.* p. 83.

curer les éléments de pareilles études ; aussi m'excuse-
ront-ils si ces dernières analyses n'offrent pas tous les
caractères de la vraie méthode expérimentale. Tout in-
complètes qu'elles sont, elles auront cependant pour
résultat de confirmer, d'accentuer encore davantage les
conclusions qui précèdent et de fournir matière à d'u-
tiles réflexions sur le rôle des eaux d'Aulus dans les cas
où il y a un excès d'acide urique dans le sang, sans augmentation de ce principe dans l'urine.

OBSERVATION V.

Mme C..., 57 ans, maigre et nerveuse, mère goutteuse, est arthritique depuis sa jeunesse et a présenté successivement des
troubles dyspeptiques, des accidents du coté des organes uri-
naires et enfin des douleurs articulaires et viscérales. Souffre depuis deux ans de violentes douleurs névralgiques qui se dé-
placent avec une extrême facilité, mais qui occupent de préfé-
rence le trajet des nerfs sciatiques et la région occipito-cervicale.
Voyait souvent autrefois des sables rouges dans les urines, qu'elle
ne retrouve plus depuis quelque temps. Constipation, anémie.

Une première analyse faite le 19 juillet 1882, avant de commencer le traitement, donne, par litre d'urine, 8 gr. 96 d'urée et
0 gr. 18 d'acide urique. D'après la malade, le total des urines,
ce jour-là, a été de 1,200 à 1,300 grammes. Une seconde analyse
faite le 2 août accuse seulement 8 gr. 75 d'urée et 0 gr. 34 d'a-
cide urique, mais la quantité des urines a presque doublé. Le
13 août, une troisième et dernière analyse a donné les résultats
suivants : urée, 14 gr. 77 ; acide urique, 0 gr. 57. Ce jour-là
Mme C... a rendu, assure-t-elle, plus de deux litres de liquide uri-
naire.

En tenant compte de l'augmentation notable des urines,
nous voyons que vers la fin du traitement la dose de
l'urée a presque doublé et que l'acide urique qui se chif-
frait, au début, par environ 0,28, a atteint dans la der-

nière analyse 1 gr. 14, en admettant seulement 2 litres d'urine.

En rapprochant de ces faits l'amélioration très considérable qui s'est produite chez cette malade, pendant le traitement et qui a persisté depuis, je demeure convaincu que ces douleurs névralgiques erratiques n'avaient pas d'autre cause qu'un excès d'acide urique dans le sang, avec diminution de ce même acide dans les urines. Ce fait n'est pas rare, et il m'est souvent arrivé, en analysant les urines d'individus manifestement goutteux, de n'y pas trouver le moindre excès d'acide urique.

OBSERVATION VI.

M. R..., 49 ans, père et mère goutteux, a eu son premier accès de goutte en 1876 ; mais depuis deux ans les accès ont été remplacés par des crises caractérisées par de subites et vives douleurs abdominales s'accompagnant de vomissements incoercibles, de tympanite et d'une constipation invincible (goutte déviée, anomale). Ces crises se sont répétées six fois en 1882, augmentant chaque fois de gravité et laissant à leur suite une inappétence absolue et une très grande faiblesse.

Comme dans les observations précédentes, l'eau de la source Bacque a considérablement augmenté l'excrétion de l'urée et de l'acide urique. Ce dernier dont la dose était de 0,53 au début, 13 août, s'est élevé le 3 septembre jusqu'à 1 gr. 60; ici encore c'est dans le sang seulement qu'il se trouvait un excès d'acide urique. Le traitement a eu pour effet d'augmenter la vitalité des reins et de ramener la fluxion goutteuse à son siège ordinaire. Car, quelque temps après sa cure, M. R... a expulsé plusieurs graviers uriques et a eu un accès de goutte aiguë aux pieds.

Je pourrais multiplier aisément ces observations, mais ce serait inutilement allonger ce travail et fatiguer mes auditeurs par la répétition de phénomènes constants et à peu près identiques dans toutes les analyses.

Je n'ignore pas que mes observations sont loin d'être complètes; pour atteindre ce résultat, il aurait fallu doser les matières extractives (acide hippurique, créatine, créatinine, etc...), et savoir les variations que ces principes auraient subi sous l'influence des Eaux d'Aulus; il aurait été également fort intéressant de doser, dans chaque analyse, les phosphates, les chlorures, les sulfates. Ces diverses recherches, je les réserve pour la saison prochaine, avec l'espoir de venir en apporter ultérieurement les résultats.

En résumé, nous croyons avoir démontré expérimentalement ce que la clinique nous avait déjà appris, à savoir que :

1° Les Eaux d'Aulus sont *diurétiques*;

2° Qu'elles sont *altérantes* et *reconstituantes*.

Typ. de A. PARENT, A. DAVY, Success.,
52, rue Madame et rue Monsieur-le-Prince, 14.

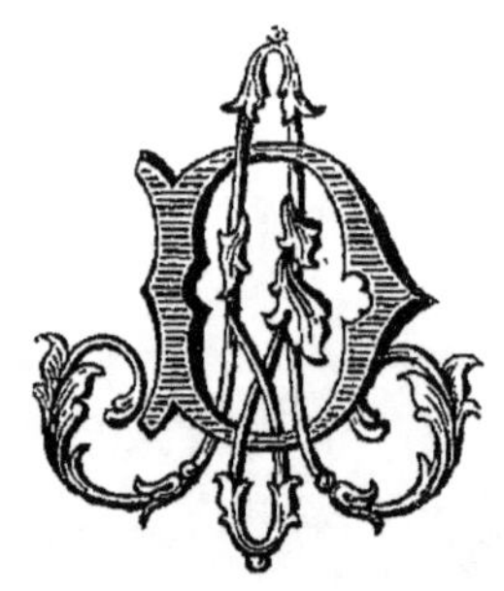

www.ingramcontent.com/pod-product-compliance
Lightning Source LLC
LaVergne TN
LVHW020423060726
842525LV00006B/2189